Bibliografische Information der Deutschen Nationalbibliothek:

Die Deutsche Bibliothek verzeichnet diese Publikation in der Deutschen National-
bibliografie; detaillierte bibliografische Daten sind im Internet über http://dnb.d-
nb.de/ abrufbar.

Impressum:

Copyright © 2016 GRIN Verlag
Druck und Bindung: Books on Demand GmbH, Norderstedt Germany
ISBN: 9783668773813

Marie-Isabel Becker

Entwicklung einer Informationsbroschüre für Gesundheitssportler zu vegetarischer Ernährungsweise mit Handlungsempfehlungen zur Nährstoffbedarfsdeckung

GRIN Verlag

Deutsche Hochschule für
Prävention und Gesundheitsmanagement

Bachelor-Thesis

Bachelor of Arts

Titel der Abschlussarbeit:

Entwicklung einer Informationsbroschüre für Gesundheitssportler zu vegetarischer Ernährungsweise mit Handlungsempfehlungen zur Nährstoffbedarfsdeckung

Studiengang: Bachelor of Arts Ernährungsberatung

eingereicht von

Name, Vorname: Becker, Marie-Isabel

Inhaltsverzeichnis

1 Einleitung und Problemstellung

Seit einigen Jahren lässt sich ein steigender Trend zu vegetarischer Ernährung verzeichnen. Rund 10% der deutschen Bevölkerung (ca. 7,8 Millionen Menschen, Stand: Januar 2015), Tendenz steigend, leben nach Schätzungen des Vegetarierbund Deutschland e.V. vegetarisch, 1,1% und damit ca. 900.000 Menschen ernähren sich vegan (Vegetarierbund Deutschland e.V., 2016a). Gesunder Lifestyle boomt - aufgrund des präventiven Potenziales vom Vegetarismus und seinen verschiedenen Formen wie dem Veganismus (Keller, 2012, S. 47), wird diese Ernährungsform auch in sozialen Netzwerken angepriesen und findet durch die schnelle Kommunikation von oft selbsternannten Gesundheitsexperten eine breite Masse an Anhängern. Diverse Lebensmittel-Skandale wie BSE, Gammel- und Pferdefleisch oder dioxinverseuchte Eier führen in den Medien zu Diskussionen und lassen den Trend zur fleischfreien Ernährung weiter steigen (M. Gruber, 2013, S.33). Laut der Vegetarierstudie der Universität Jena sind die durchschnittlichen Vegetarier zwischen 20-29 Jahren alt, welche außerdem die Hauptaltersspanne der in sozialen Medien aktiven Deutschen darstellt (ARD/ZDF-Medienkomission, 2016). Die Folgen dieser raschen Informationsübermittlung sind oftmals unzureichende oder falsche Verbreitung von Fakten und Fehlinformationen.

Besonders in Hinsicht auf die essentiellen Makro- und Mikronährstoffe bestehen immer wieder Bedenken, diese bedarfsgerecht über die Aufnahme von natürlichen Nahrungsmitteln bei vegetarischer Ernährung abdecken zu können oder diese mithilfe von Nahrungsergänzungen zu supplementieren. Ein strittiger Punkt ist das Wissen um den erhöhten Bedarf an Nährstoffen speziell bei Gesundheitssportlern und körperlich aktiven Menschen, welches die Notwendigkeit der Aufklärung und Informationsverbreitung aufzeigt (Luck, J., 2009, S.38). Da durch eine vegetarische Ernährungsform, vor allem bei Veganern, die Nahrungsmittelauswahl stark eingeschränkt ist und ein Teil der Nährstoffe, die in Fleisch, Fisch und Milchprodukten enthalten sind wegfallen, stellt sich die Frage nach dem Kenntnisstand der sich alternativ Ernährenden und derer, die sich dafür interessieren. Das nötige Know-How mit einer Informationsbroschüre des eventuell erhöhten Nährstoffbedarfs an die sich pflanzlich ernährenden Sportler zu bringen erfordert durch die Kurzweiligkeit solch relevanter Bekanntmachungen ein gewisses Maß an prägnanten Merkhilfen, cleveren Ratschlägen und einen innovativen, modernen Style.

Weiterhin kann durch groß angelegte Studien, wie die EPIC-Oxford, Adventist Health Study oder die Vegetarierstudie des Krebsforschungszentrums in Heidelberg, das gesundheitsfördernde Potential der vegetarischen Ernährungsweise belegt werden. Schon seit mehreren Jahren oder Jahrzehnten zeigen deren signifikante Ergebnisse die Wichtigkeit der Aufklärung um eine gesunde Ernährungsweise auf. Seit Jahren sind Erkrankungen des Herz-Kreislaufsystems die häufigste Todesursache in Deutschland (Weiland, S. K, et al., 2006, S. 239). Diese kann insbesondere durch die Änderung des Lebensstils geändert werden. Laut Windler, E. et al, 2004, ist die Senkung verschiedener Parameter, wie des Blutzuckerspiegels, der Blutfettwerte und Blutdruckes, durch eine Prävention im Hinblick auf sportliche Aktivität und Ernährungsgewohnheiten möglich.

2 Zielsetzung

Das Ziel dieser Arbeit liegt darin, wissenschaftlich belegte Literatur zum Thema „Vegetarische Ernährung im Gesundheitssport" zu recherchieren und diese darzustellen. Das Ergebnis ist eine selbsterstellte Informationsbroschüre für Gesundheitssportler, welche auf eventuelle Mängel bei der Nährstoffversorgung hinweist und deren Bedarfsdeckungen aufklärt. Des Weiteren beinhaltet sie Empfehlungen zur Nahrungsverarbeitung, Vorschläge zu Rezepten und deren Zubereitung und unter Umständen Handlungsempfehlungen in Hinsicht auf erforderliche Supplemente.

3 Gegenwärtiger Kenntnisstand

3.1 Begriffserklärung Vegetarier

Als Vegetarier bezeichnet man Menschen, die sich aus verschiedenen Gründen für eine Ernährung mit Verzicht auf Fleisch entschieden haben. Seit 1840 wird das englische Wort vegetarian im angelsächsischen Sprachgebrauch angewandt (Merriam-Webster, 2016), woraus sich die deutschen Begriffe „Vegetarier", „vegetarisch" und „Vegetarismus" ableiten. Der Ursprung des Terminus leitet sich vom lateinischen Wort vegetare (beleben) bzw. vegetus (frisch, lebendig, belebt) ab (Leitzmann & Stange, 2010. S. 124). Bereits Pythagoras (Philosoph, Griechenland, 570-500 v. Chr.) sprach von einem lebendigen Ernährungs- und Lebensstil, in dem neben pflanzlichen Lebensmitteln die Erträge von lebendigen Tieren wie Eier, Honig und Milch verzehrt werden (Leitzmann & Stange, 2010, S. 124). In Anlehnung an Pythagoras, den Begründer des europäischen Vegetarismus, bezeichnete man zuvor die vegetarische Lebensweise auch als Pythagoräismus oder pythagoräische Diät bzw. Ernährungsweise (Leitzmann & Keller, 2010, S. 18). Nach Leitzmann & Keller, 2010, ist es falsch den Vegetarismus allein auf die Ernährung zu reduzieren, denn er ist als ein Lifestylekonzept, welches Aspekte wie körperliche Aktivität, Umgang mit Genussmitteln, Perspektiven der Welternährung, Umweltanliegen und Tierrechte beinhaltet anzusehen (Leitzmann & Keller, 2010, S. 11).

3.1.1 Definition des Vegetarismus

„Beim Vegetarismus handelt es sich um eine Ernährungsweise, bei der ausschließlich oder überwiegend pflanzliche Lebensmittel wie Getreide, Gemüse, Obst, Hülsenfrüchte, Nüsse und Samen verzehrt werden. Je nach Form des Vegetarismus können auch Produkte von lebenden Tieren, wie Milch, Eier und Honig sowie alle daraus hergestellten Erzeugnisse enthalten sein. Ausgeschlossen sind Lebensmittel, die von toten Tieren stammen, wie Fleisch, Fisch (einschließlich anderer aquatischer Tiere) sowie alle daraus hergestellten Produkte. Anhand der verzehrten Lebensmittel unterscheidet man Lakto-Ovo, Lakto- und Ovo-Vegetarier sowie Veganer, die alle tierischen Produkte ablehnen, auch Honig und Gebrauchsgegenstände aus Tierkörperteilen (Wolle, Fell, Leder usw.). Beim Vegetarismus handelt es sich um einen Lebensstil, da neben den gesundheitlichen Aspekten auch ethisch-moralisch, ökologische, soziale, ökonomische und politische Anliegen beachtet werden." (Leitzmann & Keller, 2010, S. 19).

Tab. 1: Formen vegetarischer Ernährung (Leitzmann & Stange, 2010, S.124)

Formen vegetarischer Ernährung	
Bezeichnung	Meiden von

Lakto-Ovo-Vegetarier	Fleisch und Fisch
Lakto-Vegetarier	Fleisch, Fisch und Eier
Ovo-Vegetarier	Fleisch, Fisch und Milch
Veganer	alle vom Tier stammenden Lebensmittel (Fleisch, Fisch, Milch, Ei, Honig)

Weitere Formen des Vegetarismus sind der sogenannte Pesco-Vegetarier oder Pescetarier, der zu der Lakto-(Ovo-) vegetarischen Ernährung Fisch und Meeresfrüchte einschließt. Zusätzlich gibt es die Gruppe der Semitarier, welche Eier, Milch und Milchprodukte, Fisch, Meeresfrüchte und Geflügelfleisch in ihre Nahrung einbeziehen. Diese Formen sind jedoch eher als Modeerscheinungen zu sehen. Ebenso dazu gehört die Light-Version des Vegetariers, die Gruppe der Flexitarier. Diese verzehren nur selten und wenig Fleisch, und wenn, nur von ausgewählten Erzeugern wie aus kontrollierter biologischer Landwirtschaft (Gruber, M., 2013, S.18, zitiert nach Leitzmann & Keller, 2010, S. 20).

3.1.2 Häufigkeit von Vegetarismus in Deutschland

Vegetarisch leben laut Vegetarierbund Deutschland e.V. derzeit rund 10% der deutschen Bevölkerung (7,8 Millionen Menschen). Weitere 1,1 % (900.000 Menschen) leben vegan (Stand: Januar 2015) (VEBU, 2016).

3.1.3 Beweggründe für Vegetarismus

Der älteste und wichtigste Beweggrund zum Verzicht auf Fleisch in der westlichen Welt ist ethischer Natur und birgt den Gedanken, Tiere aus Unrecht Leid zuzufügen und sie zu töten. Dieses ethisch-philosophische Motiv löst Emotionen und gibt bei Diskussionen Anlass zu Provokationen (Leitzmann, 2007, S.16). An zweiter Stelle geben gesundheitliche Gründe den Impuls sich vegetarisch zu ernähren (Leitzmann & Keller, 2010, S. 22). Mehr als die Hälfte der Befragten (60% von 2500 Rekruten) der Vegetarierstudie der Universität Jena im Jahre 2007 gaben moralische Gründe, wie etwa die Abneigung gegen den Geschmack von Fleisch (11%) oder gesundheitliche Vorteile dieser Ernährungsform (20%) an (Friedrich-Schiller-Universität Jena, 2007).

Tab. 2: Motive für eine vegetarische Ernährung (Leitzmann & Keller, 2010 S. 24)

Motive für eine vegetarische Ernährung	
ethisch	Töten als Unrecht Recht der Tiere auf Leben und Unversehrtheit Mitgefühl mit Tieren Ablehnung der massen- und Intensivtierhaltung Ablehnung der Tiertötung als Beitrag zur Gewaltfreiheit in der Welt Ablehnung des Fleischverzehrs und Einschränkung des Verzehrs tierischer Lebensmittel als Beitrag zur Lösung des Welthungerproblems
gesundheitlich	allgemeine Gesunderhaltung (undifferenziert) Körpergewichtsabnahme Prävention bestimmter Erkrankungen Heilung bestimmter Erkrankungen Steigerung der körperlichen Leistungsfähigkeit Steigerung der geistigen Leistungsfähigkeit
ökologisch	Beitrag zum globalen Klimaschutz durch bevorzugten Verzehr pflanzlicher Lebensmittel Verminderung der durch Tierhaltung (intensiv und extensiv) bedingten Umweltbelastungen Vermeidung von Veredelungsverlusten
religiös	Töten als Sünde Fleischverzehr als religiöses Tabu Barmherzigkeit gegenüber Tieren Fleischverzicht als Teil einer asketischen Lebensweise (Beherrschung der körperlichen Begierden) Körperliche, geistige und seelische Reinheit
ästhetisch	Abneigung gegen den Anblick toter Tiere bzw. von Tierteilen Ekel vor Fleisch höherer kulinarischer Genuss vegetarischer Gerichte
hygienisch-toxikologisch	bessere Küchenhygiene in vegetarischen Küchen Verminderung der Schadstoffaufnahme
kosmetisch	Körpergewichtsabnahme Beseitigung von Hautunreinheiten
ökonomisch	begrenztes Angebot tierischer Lebensmittel (v.a. in sog. Entwicklungsländern) Begrenzte finanzielle Möglichkeit
politisch	Ablehnung des Fleischverzehrs und Einschränkung des Verzehrs tierischer Lebensmittel als Beitrag zur Lösung des Welthungerproblems Ablehnung des Fleischverzehrs als Bestandteil einer patriarchalen Gesellschaftsordnung

Motive für eine vegetarische Ernährung	
sozial	Erziehung
	Gewohnheit
	Gruppeneinflüsse (peer groups)
spirituell	Freisetzung geistiger Kräfte
	spirituelle Weiterentwicklung
	Unterstützung von meditativen Übungen und Yoga
	Mäßigung bzw. Beherrschung des Geschlechtstriebes

3.2 Empfehlungen zur bedarfsgerechten Ernährung von Vegetariern im Gesundheitssport

3.2.1 Energiebedarf

Zur Aufrechterhaltung seines charakteristischen Ordnungszustandes mit deren bekannten physiologischen Grundfunktionen des lebenden Organismus bedarf es einer ständigen Energiezufuhr (Elmadfa & Leitzmann, 2004, S. 108). Als Grundumsatz (GU bzw. basal metabolic rate, BMR) wird der Zustand der geringsten Energiemenge, direkt nach dem Aufwachen in völliger Ruhe und Entspannung, mindestens 12 Stunden nach der letzten Nahrungsaufnahme bei einer für den unbekleideten Menschen unbestimmten Umgebungstemperatur von 20-28 °C bezeichnet. Der GU, welcher beim Erwachsenen einen Anteil von 60-75% des Gesamtenergieumsatzes ausmachen kann, dient zur Erhaltung normaler Körperfunktionen und der Homöostase sowie der Aktivierung des sympathischen Nervensystems, d.h. er beinhaltet neben dem Ruhestoffwechsel der Gewebe die Energiemenge, die Herzarbeit, Atmungstätigkeit, Leistung der Drüsen und der glatten Muskulatur (Elmadfa & Leitzmann, 2004, S. 108) benötigt. Grob überschlagen lässt sich der Grundumsatz mithilfe der der Formel: Körpergewicht in kg x 25 (Löser, 2010, S.18).

Weitere Formeln können zur Berechnung des Grundumsatzes hinzugezogen werden.

Tab. 3: Formeln zur Grundumsatzberechnung

Formel	Gültig für	
Faustformel	Frauen	0,9 kcal /kg Körpergewicht pro Stunde
	Männer	1,0 kcal /kg Körpergewicht pro Stunde
Harris & Benedict	Frauen	GU (in kcal/Tag) = 665,1 + (9,6 x Körpergewicht in kg) + (1,8 x Körpergröße in cm) – (4,7 x Alter in Jahren)
	Männer	GU (in kcal/Tag) = 66,47 + (13,7 x Körpergewicht in kg) + (5 x Körpergröße in cm) – (6,8 x Alter in Jahren)

Der Gesamtenergieverbrauch pro Tag (24 Std.) ist die Summe aus Grundumsatz und Leistungsumsatz, welcher sich durch Muskelarbeit, Thermogenese nach Nahrungszufuhr, Wachstum, Schwangerschaft und Stillzeit steigert (DGE,2015, S.3). Bestimmen lässt sich der Gesamtenergiebedarf mit folgender international standardisierten Formel:

$$\text{Grundumsatz x PAL-Wert = Gesamtenergiebedarf}$$

Abb. 1: Formel Gesamtenergiebedarf

Der PAL (physical acitivity level) dient als Maß für den durchschnittlichen täglichen Energiebedarf für körperliche Aktivität als Mehrfaches des Grundumsatzes.

Tab. 4: PAL-Werte bei unterschiedlicher körperlicher Aktivität (DGE, 2015, S. 5)

PAL	Beispiele
1,2-1,3	Gebrechliche immobile, bettlägerige Menschen (ausschließlich sitzende oder liegende Lebensweise)
1,4-1,5	Büroangestellte, Feinmechaniker (ausschließlich sitzende Tätigkeit mit wenig oder

PAL	Beispiele
	keiner anstrengenden Freizeitaktivität)
1,6-1,7	Laboranten, Studenten, Fließbandarbeiter (sitzende Tätigkeit, zeitweilig auch zusätzlicher Energieaufwand für gehende und stehende Tätigkeiten, wenig oder keine anstrengende Freizeitaktivität)
1,8-1,9	Verkäufer, Kellner, Mechaniker, Handwerker (überwiegend gehende und stehende Arbeit)
2,0-2,4	Bauarbeiter, Landwirte, Waldarbeiter, Bergarbeiter, Leistungssportler (körperlich anstrengende berufliche Arbeit oder sehr aktive Freizeittätigkeit)

Von Sportart zu Sportart sind gravierende Differenzen hinsichtlich der Höhe des Energieverbrauches zu verzeichnen (Friedrich, 2012, S. 34). Bei einem durchschnittlichen Gesundheitssportler, welcher zwei bis dreimal wöchentlich aktiv an der Wiedererlangung, Förderung oder Optimierung seiner Gesundheit arbeitet, liegt dieser Leistungsumsatz bei einem PAL-Wert zwischen 1,5 und 1,7. Zur Deckung des Bedarfs eines Gesundheitssportlers empfiehlt A. Berg, Freiburg, 2001, eine durchschnittliche Gesamtenergiezufuhr von 2650 kcal täglich (F. Wechsel, 2001, S. 79).

3.2.2 Definition Gesundheitssport

Als Gesundheitssportler werden Menschen bezeichnet, die einen bestimmten körperlichen Zustand durch Bewegung erreichen, wiedererlangen oder beibehalten möchten. Dabei wird nicht auf eine gewisse Leistung hingearbeitet, sondern eher für die jeweilige Trainingseinheit selbst und deren körperlichen Nutzen im Nachhinein (Deutscher Olympischer Sportbund [DOSB], 2011, S.17).

Der Gesundheitssport wird nach dem DOSB, 2011 wie folgt definiert: „Gesundheitssport ist der Prozess, der mit den Mitteln des Sports das Ziel verfolgt, Menschen ein höheres Maß an Selbstbestimmung über ihre Gesundheit zu ermöglichen und sie damit zur Stärkung ihrer Gesundheit zu befähigen."

3.2.3 Energieliefernde Makronährstoffe

Die Makronährstoffe und die Nahrungsenergiezufuhr stehen in engem Zusammenhang. Die DGE empfiehlt 9-11% Proteinanteil, 25-30% Fettanteil und einen Kohlenhydratanteil von mindestens 50% des Energiebedarfs. Durch eine vegetarische Ernährung (Leitzmann & Keller, 2010, S. 187) und je nach sportlicher Belastung (Konopka, 2015, S. 53) können sich die Verhältnisse der Nährstoffrelationen verschieben.

Tab. 5: Makronährstoffe und deren Vorkommen

Hauptnährstoffe			
Nährstoff	**Energie- gehalt**	**Einteilung**	**Lebensmittel (vegetarisch)**
Kohlenhydrate	4,1 kcal	Monosaccharide	Süßigkeiten, Obst, Getränke, Milchprodukte
		Disaccharide	Haushaltszucker, Marmelade, Malzbier, Milchprodukte
		Oligosaccharide	Toast, Zwieback, Knäckebrot, Kohlenhydratkonzentrate
		Polysaccharide	Kartoffeln, Reis, Teigwaren, Getreide, Pseudogetreide, Vollkornprodukte, Gemüse, Obst
Fette	9,1 kcal	Gesättigte Fettsäuren	Butter, Sahne, Käse, Kokosfett, Palmöl
		Einfach ungesättigte Fettsäuren	Olivenöl, Rapsöl, Haselnüsse, Avocado
		Mehrfach ungesättigte Fettsäuren	Distelöl, Weizenkeimöl, Sonnenblumenöl, Chia-Öl, Sesamöl, Leinöl, Hanföl, Rapsöl
		Transfettsäuren	Backwaren, Pommes frites, Fertiggerichte, Eiscreme, Süßigkeiten
Proteine	4,1 kcal	Aminosäuren	Vollkorngetreide Bohnen, Linsen, Erbsen

3.2.3.1 Kohlenhydrate

Die Hauptaufgabe von Kohlenhydraten im Organismus ist die Versorgung der Zellen mit Energie. Dies geschieht durch den Abbau von Glucose über die Glykolyse, den Zitratzyklus und die Atmungskette bei der durch Oxidation Energie freigesetzt wird (Elmadfa &Leitzmann, 2004, S. 153). Zusätzlich ist die Speicherung von Glykogen in Leber und Muskulatur möglich. Diese Energierücklagen reichen, je nach körperlicher Betätigung, 24 Stunden bis 3 Tage zur Energiedeckung. Besonders wichtig sind diese Energiespeicher im Sport. Sind diese aufgebraucht und es werden keine Kohlenhydrate mit der Nahrung zugeführt, greift der Körper auf Nahrungsfette, Fettreserven oder geringfügig auch auf Proteine zurück (Leitzmann & Keller, 2010, S. 188).

Herkömmlicherweise sind Kohlenhydrate die Hauptenergielieferanten in der Nahrung (Leitzmann & Keller, 2010, S. 187). Die D-A-CH-Referenzwerte ergeben sich aus den Empfehlungen für Fett- und Proteinanteil in der Nahrung, sodass ein Anteil von 50% der Gesamtenergiezufuhr aus komplexen Kohlenhydraten als Richtwert vorliegt (DGE, 2011, S. 2). Wird der Richtwert unterschritten, ist dies durch eine bedarfsdeckende Aufnahme von essentiellen Nährstoffen wie Vitaminen, Mineralstoffen oder mehrfach ungesättigten Fettsäuren und eine ballaststoffreiche Ernährung durch Getreide vertretbar. Weiter sollte auf eine gemäßigte Zufuhr von gesättigten Fettsäuren und trans-Fettsäuren geachtet werden. Der daraus resultierende gesteigerte Proteinbedarf sollte durch pflanzliche Lebensmittel gedeckt werden (DGE, 2011, S 4). Diese Bedingungen erfüllt die vegetarische Ernährung zumeist, denn Studien belegen: Nicht immer wird der empfohlene Kohlenhydratbedarf erreicht, was sich bei Lakto-(Ovo-) Vegetariern durch den Verzehr von fettreichem Käse und anderer fettreicher Milchprodukte erklären lässt (Leitzmann, 2009, S. 63).

3.2.3.2 Fette

Die Funktion der Fette, mit einem Brennwert von 9,1 kcal/g, ist im Wesentlichen die Energiespeicherung. Als Depotfett bilden sie eine gute Energiequelle, die zur Mobilisation allerdings erst durch Grundlagenausdauertraining speziell trainiert werden muss (Konopka, 2015, S. 60). Essentielle Fettsäuren sind als Vorstufe hormonähnlicher Substanzen, der Eicosanoide, maßgeblich an Entzündungsprozessen und der Fließeigenschaft des Blutes beteiligt. Cholesterin ist ein Bestandteil der Zellmembranen. Zur Synthese von Steroidhormonen, Gallensäure und Vitamin D ist Cholesterin als elementare Substanz anzusehen (Leitzmann & Keller (s. 191).

Durch die Richtwerte der DGE sind 30% Fettanteil der Tagesenergiezufuhr durch maximal 10% gesättigte, mindestens 10% einfach ungesättigte und 7-10% mehrfach ungesättigte Fettsäuren zuzuführen (DGE et al. 2008, S. 43). Durch die vegetarische Ernährungsweise werden gesättigte Fettsäuren weniger und einfach und mehrfach ungesättigte Fettsäuren häufiger zugeführt als beim Nichtvegetarier. Meist ist die Energiezufuhr durch Fett bei Vegetariern niedriger als die der Durchschnittsbevölkerung. Jedoch lassen sich bei den verschiedenen Formen des Vegetarismus Unterschiede erkennen. Veganer entsprechen häufig den Zufuhrempfehlungen (Davey et al, 2003; Waldmann et al., 2005, zitiert nach Leitzmann & Keller, 2010, S, 191), Lakto-(Ovo-) Vegetarier innerhalb (Wilson & Ball, 1999; Barr & Broughton, 2000, zitiert nach Leitzmann & Keller, 2010, S. 191) oder teilweise über den Referenzen (Davey et al., 2003; Cade et al., 2004, zitiert nach Leitzmann & Keller, 2010, S. 191). Wobei die Gesamtenergiezufuhr bei vegetarischer Ernährung für gewöhnlich etwas niedriger ist als die der Mischköstler. Konopka, 2015, schreibt, dass Vegetarier besonders in Bezug auf oxidiertes Cholesterin Vorteile von im Sport haben. Durch die hohe Aufnahme von Antioxidantien durch natürliche Lebensmittel, lässt sich oxidativer Stress durch Cholesterin verhindern. Hinzukommend ist die bereits geringe Cholesterinzufuhr durch ein hohes Maß pflanzlicher Lebensmittel (Konopka, 2015, S.64).

3.2.3.3 Proteine

Grundsätzlich kann der Bedarf an Proteinen mit vegetarischer Ernährung gedeckt werden. Dies erfordert ein gewisses Maß an Raffinesse bei der Zusammenstellung und Zubereitung der Nahrungsmittel. Ein Mittel hierfür ist die biologische Wertigkeit mit einem Referenzwert von 100 (Hühnerei). Es zeigt an wie gut ein Nahrungsprotein in körpereigenes verstoffwechselt werden kann (Elmadfa, I. & Leitzmann, C., 2004, S184).
Die Bedeutung von Proteinen für den menschlichen Körper sind essentiell. Proteine sind hochkomplexe Naturstoffe, die als Grundsubstanz Aminosäuren enthalten. Sie werden hauptsächlich für die Synthese von körpereigenem Protein, und damit dem Aufbau von allen Zellen, genutzt. Anders als Kohlenhydrate und Fette stellen Proteine keine Energiequelle dar (Elmadfa & Keller, 2004, S. 169ff). Gerade deswegen ist eine bedarfsgerechte Aufnahme im Sport essentiell um eine Energiegewinnung durch Proteine zu vermeiden. Hinzu kommen eine Vielzahl weiterer Aufgaben der Proteine im Körper (Leitzmann & Keller, 2010, S 195). Durch das Vorhandensein von Protein, besonders in tierischen Lebensmitteln, liegt die Zufuhr von Vegetariern meist etwas unter der Durch-

schnittsbevölkerung (Leitzmann, 2009, S. 61). Die Zufuhrempfehlungen der DGE liegen bei 9-11% der Tagesenergiezufuhr. Einige Studien zeigten, dass Vegetarier mit 13% Proteinzufuhr meist darüber lagen (Applebey et al., 1999; Davey et al, 2000, zitiert nach Leitzmann & Keller, 2010, S. 195). Grundsätzlich ist es möglich den Proteinbedarf durch eine ausgewogene Lakto-(Ovo-) vegetarische Ernährung zu erreichen. Eine gezielte Kombination pflanzlicher Lebensmittel, deren biologische Wertigkeit geringer als die tierischer ist, kann bei veganer Ernährung besonders sinnvoll sein. Von großer Wichtigkeit für Veganer ist eine ausreichende Zufuhr der Gesamtnahrungsenergie, um einer Energiegewinnung durch Proteine vorzubeugen (Leitzmann & Keller, 2010, S. 195).

3.2.4 Vitamine, Mineralstoffe und Spurenelemente

Sowohl Lakto-(Ovo) -Vegetarier als auch Veganer (mit Ausnahme von Vitamin B12) erreichen grundlegend eine zufriedenstellende Nährstoffversorgung mit deren Ernährungsverhalten. Bei einigen Nährstoffen kann es bei suboptimaler Nahrungsmittelzusammenstellung zu kritischen Versorgungsdefiziten kommen (Leitzmann & Keller, 2010, S. 214). Besonders bei Sportlern kann der Nährstoffbedarf erhöht sein (Friedrich, 2012, S. 109).

Nach Leitzmann & Keller, 2010, sind folgende Nährstoffe bei vegetarischer Kost potentiell kritisch anzusehen:

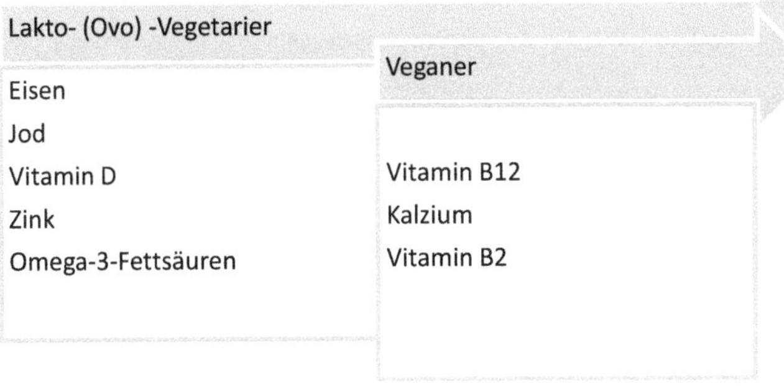

Abb. 2: Potentiell kritische Nährstoffe bei Vegetariern

Wie in Abbildung 1 zu erkennen, ist besonders bei einer veganen Kost darauf zu achten, mit ausgewogenen Nahrungsmitteln eine befriedigende Nährstoffzufuhr zu gewährleisten.

In folgender Tabelle sind Funktion und Vorkommen der bedenklichen Nährstoffe kurz erläutert (Leitzmann & Keller, 2010, S. 215 ff).

Tab. 6: potentiell kritische Nährstoffe, Funktion und Vorkommen

Nährstoff	Funktion	Lebensmittel
Eisen (Fe)	Sauerstofftransport im Blut Aktivator, Bestandteil Enzyme Elektronenübertragung Atmungskette Immunabwehr Synthese Hormone Synthese Neurotransmitter	Amaranth Quinoa Hirse Vollkorngetreide Spinat Fenchel Rucola Sojabohnen (getrocknet) Weiße Bohnen (getrocknet) Linsen Kürbiskerne Sesamsamen
Jod	Essentieller Bestandteil Schilddrüsenhormone	Algen Arame Nori Speisesalz, jodiert
Vitamin D	Regulation Kalzium- und Phosphathaushalts im Blut Immunsystem Zellproliferation	Steinpilz Schmelzkäse (45% Fett i. Tr.) Champignons Gouda (40% Fett i. Tr.) Butter Sahne (30% Fett)

Nährstoff	Funktion	Lebensmittel
Zink	Cofaktor von Enzymen Protein- und Nukleinsäuren-stoffwechsel	Kürbiskerne Edamer (30% Fett i. Tr.) Emmentaler (45% Fett i. Tr.) Haferflocken Praranüsse Linsen (getrocknet) Erdnüsse (geröstet) Weizenmehl, Typ 1700 Roggen, Korn Hirse (geschält) Buchweizen, Korn (geschält) Steinpilz Naturreis Hühnerei
Omega-3-Fettsäuren	Gehirnentwicklung bei Fetus & Säuglingen Integrale Bestandteile Retina Immunmodulatoren Prävention kardiovaskulärer Erkrankungen	Walnüsse Erdnüsse Avocado Haselnüsse Leinöl Hanföl Walnussöl Rapsöl Olivenöl Sojaöl Weizenkeimöl Sonnenblumenöl Butter
Vitamin B12 (Cobalamin)	Remethylierung von Homocystein zu Methionin, bei der reaktionsfähiges Folat regeneriert wird	Chlorella (Süßwasser-Mikroalge) Nori Camembert (30% Fett i. Tr.) Emmentaler (45% Fett i. Tr.) Frischkäse, körnig Hühnerei Brie (50% Fett i. Tr.) Joghurt (3,5% Fett) Kuhmilch (3,5% Fett) Saure Sahne

Nährstoff	Funktion	Lebensmittel
Kalzium	Mineralisierung von Zähnen und Knochengewebe Kalziumspeicher in den Knochen Blutgerinnung Neuromuskuläre Erregbarkeit Aktivator von Hormonen und Enzymen	Parmesan (37% Fett i. Tr.) Emmentaler (45% Fett i. Tr.) Gouda (40% Fett i. Tr.) Sesamsamen Mandeln Sojafleisch Haselnüsse Amaranth Grünkohl (roh) Feigen (getrocknet) Rucola (roh) Paranüsse Spinat (gekocht) Kichererbsen (getrocknet) Kuhmilch (3,5 % Fett) Fenchel (roh) Tofu Mangold (roh) Mineralwasser (verschiedene Sorten)

Nährstoff	Funktion	Lebensmittel
Vitamin B2 (Riboflavin)	Antioxidative Wirkung	Camembert (45% Fett i. Tr.)
	Wasserstoffübertragung	Mandeln
	Fettsäureabbau	Champignon
	Abbau Purine	Hühnerei
	Wachstumsfördernd	Steinpilz
	Embryonalentwicklung	Edamer (30% Fett i. Tr.)
	Erhalt Myelinschicht der Nerven	Kürbiskerne
		Sojafleisch
	Krankheitsabwehr	Erbsen (getrocknet)
	Energiegewinnung in mitochondrialer Atmungskette	Speisequark (20% Fett)
		Linsen (getrocknet)
		Pinienkerne
		Haselnüsse
		Brokkoli (gekocht)
		Kuhmilch (3,5% Fett)
		Hafer, Korn
		Weizenvollkornmehl
		Spinat
		Avocado
		Rosenkohl
		Pflaume
		Feige

Da die Grundnahrungsmittel der täglichen Ernährung eines Vegetariers aus Getreide, Gemüse und Obst bestehen, wird hinsichtlich der Referenzwerte eine Vielzahl der essentiellen Vitamine und Mineralstoffe in ausreichenden Mengen zugeführt. Bei den meisten Vitaminen und Mineralstoffen liegt die Aufnahme bei vegetarischer Kost über der der Mischkost und ist somit als positiv zu bewerten (Leitzmann, 2009, S.66). In Hinsicht auf die bedarfsangepasste Sporternährung ist, speziell im Gesundheitssport, eine höhere Aufnahme von Vitaminen, Mineralstoffen oder Spurenelementen nicht erforderlich. Aufgrund der Funktion der potentiell kritischen Nährstoffe wurde im Nachfolgenenden nur auf jene Stoffe eingegangen, welche relevant für den Gesundheitssport sind.

3.2.5 Mögliche Ernährungsdefizite

In Hinsicht auf eine optimale Versorgung mit Eisen lassen sich nicht nur bei Vegetariern erhebliche Defizite verzeichnen. Vielmehr ist laut WHO der Eisenmangel weltweit der häufigste Nährstoffmangel, auch in Industriestaaten. Ein Eisenmangel stellt sich also nicht allein durch das Weglassen von Fleisch ein. Vielmehr sollte der Grund, sich vegetarisch zu ernähren, aufgefächert werden. Ökonomische Bedingungen, religiöse Vorschriften und eine eingeschränkte Lebensmittelauswahl in Entwicklungsländern oder die eigene Intention mit reichlicher Auswahl von Nahrungsmitteln in industrialisierten Staaten, können zum einen Ursache, zum anderen Prophylaxe von Eisenmangelanämie sein. Verluste bei der Resorption im Darm können durch die zeitnahe Aufnahme von resorptionsfördernden Substanzen, beispielsweise Ascorbinsäure, Milchsäure oder Zitronensäure, fermentierten Sojaprodukten oder schwefelhaltigen Aminosäuren verringert werden. Es sollte beim Eisenstatus außerdem in Serumeisen und Hämoglobin und den Eisenspeicher (Serumferritin) unterschieden werden. Während Vegetarier und Veganer in Hinsicht auf Hämoglobin- und Serumeisengehaltfast fast keine Unterschiede zum Nichtvegetarier aufweisen, ist der Serumferritinspiegel so gut wie immer erniedrigt (Leitzmann & Keller, 2010, S. 221, zitiert nach Ball & Bartlett, 1999; Wilson & Ball, 1999). Zusammenfassend ist eine Eisenmangelanämie bei Vegetariern nicht häufiger als bei Mischköstlern in Industrienationen (Craig & Pinyan, zitiert nach Sabaté, J., 2001 S.305). Besonders Frauen sind gefährdet eine Eisenmangelanämie zu manifestieren, schon allein da der Bedarf von Eisen in der Nahrung statistisch (gerechnet am Gesamtenergiebedarf) höher als der des Mannes ist (S. Mettler, 2004, S. 107). Kontrollen des Eisenstatus werden daher, unabhängig von sportlicher Aktivität oder Ernährungsweise, empfohlen (Leitzmann & Keller, 2010, S. 214ff). Jedoch ist allein durch einen niedrigen Status des Ferritin-Spiegels eine Anämie nicht gesichert (Robinson, Y. et al., 2010, S.143). Ein Mangel an Vitamin B12 oder Folsäure kann dies ebenso zur Folge haben (S. Mettler, 2004, S. 109). Speziell bei veganer Ernährung sollte darauf geachtet werden.

Einen wesentlichen Beitrag zur Vitamin D-Bildung liefert das Cholesterin, welches in pflanzlichen Lebensmittel praktisch nicht vorhanden ist (Konopka, 2015, S. 62). Durch reichlich Sonnenexposition, ist der Bedarf jedoch zu erreichen. In den Wintermonaten der nördlichen Breitengrade, kann es zu einem Mangel kommen, der mit Supplementen gedeckt werden sollte (Leitzmann & Stange, 2010, S.130). Bei den anderen potentiell kritischen Nährstoffen galt die Bedarfsdeckung lange Jahre als nicht ausreichend, was allerdings widerlegt werden konnte.

3.2.6 Möglichkeiten der Nahrungsergänzung/Supplementierung

Generell sollte eine Supplementierung bei vegetarischen Sportlern in Betracht gezogen werden (Friedrich, 2012, S. 109). Dies gilt besonders für die sich vegan Ernährenden, da die Zufuhr von Vitamin B12 (Cobalamin) durch rein pflanzliche Ernährung mit herkömmlichen Lebensmitteln nicht sichergestellt werden kann (Leitzmann & Keller, 2010, S. 244). Bei Lakto-(Ovo) -Vegetariern hingegen ist die Zufuhr von Vitamin B12 meist ausreichend, da Eier, Milch und Milchprodukte, außerdem einige Wurzel- und Knollengemüse Cobalamin-Quellen aufweisen (Leitzmann & Keller, 2010, S. 247). Lediglich Gruppen mit erhöhtem Bedarf, wie Schwangere oder Stillende sollten eine Nahrungsergänzung, wie etwa in Form von angereicherten Lebensmittel in Erwägung ziehen, um die Entwicklung des Kindes zu sichern (Leitzmann & Keller, 2010, S. 251). Des Weiteren schreibt Lamprecht, 2010, dass bei einer Ernährung mit ausreichend Obst und Gemüse keine antioxidative Supplementierung im Gesundheitssport notwendig ist (Journal für Ernährungsmedizin, 2010, S. 7).

Ebenso ist bei einem durch erniedrigte Blutwerte sichergestelltem Eisenmangel eine Supplementierung mit Eisenpräparaten sinnvoll (Leitzmann & Keller, 2010, S. 222). Präventiv eingenommen werden sollten solche Ergänzungen jedoch nicht, da sie zu schweren Nebenwirkungen führen können (Robinson, Y. et al., 2010, S. 141).

Genauso ist Vitamin D nicht einfach „blind" zu supplementieren. Es kann durch eine Überversorgung durch Nahrungsergänzungen zu Hypervitaminose kommen, die Schäden an Nieren, Blutgefäßen, Herz oder Lunge mit sich führen (Elmadfa, I., Leitzmann, C., 204, S. 326). Deshalb ist vorher eine Untersuchung des Vitamin-D-Status unabdingbar.

3.2.7 Ernährungspyramide für Vegetarier

Der Vegetarierbund Deutschland e.V. hat eine wissenschaftlich fundierte Ernährungspyramide zur einfachen Umsetzung einer gesundheitsfördernden vegetarischen Lebensweise aufgestellt (VEBU, 2016b).

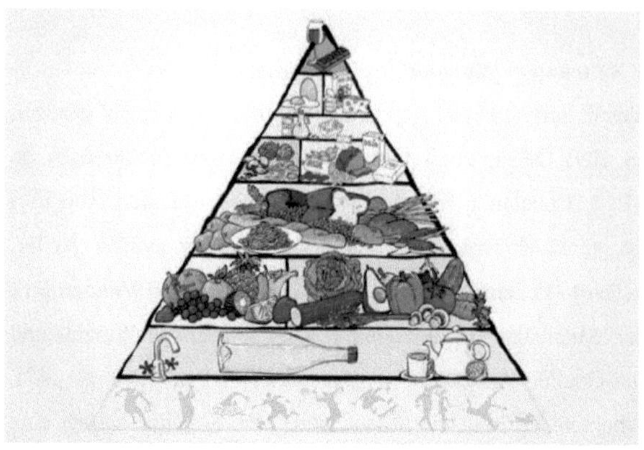

Abb. 3: Ernährungspyramide für Vegetarier (VEBU, 2016b)

Diese besteht aus zehn einzelnen Spalten mit Verzehrempfehlungen und Lebensmittelgruppen (VEBUb, 2016):

1. Wasser

   Wasser und andere alkoholfreie, kalorienarme Getränke bevorzugen.

2. Gemüse (mindestens 400g bzw. 3 Portionen pro Tag)

   Wichtige Quelle für Vitamine, Mineralstoffe, sekundäre Pflanzenstoffe und Ballaststoffe.

3. Obst (mindestens 300g bzw. 2 Portionen pro Tag)

   Wichtige Quelle für Vitamine, Mineralstoffe, sekundäre Pflanzenstoffe und Ballaststoffe.

4. Getreide und Kartoffeln (2-3-mal pro Tag)

   Die Bedeutendste Proteinquelle bei vegetarischer Ernährung sind Getreide. Sie liefern als volles Korn komplexe Kohlenhydrate, Ballaststoffe und sekundäre Pflanzenstoffe. Außerdem sind sie, wie auch Kartoffeln, wichtige Vitamin- und Mineralstoffquellen.

5. Eiweißprodukte (Hülsenfrüchte (1-2-mal pro Woche) und andere Eiweißprodukte, wie Soja oder Seitan (50-150g pro Tag))

   Hülsenfrüchte, Sojaprodukte und andere Fleischalternativen (z.B. Seitan) haben einen hohen Proteinanteil. Hülsenfrüchte liefern Ballaststoffe, Vitamine und Mineralstoffe sowie sekundäre Pflanzenstoffe

6. Nüsse und Samen (30-60g pro Tag)

Nüsse (Nussmus) und Samen enthalten lebensnotwendige Fettsäuren. Sie sind Träger von Proteinen, sekundären Pflanzenstoffen und Mineralstoffen.

7. Pflanzliche Öle und Fette (2-4 EL pro Tag)

Bedeutend für die Versorgung von essentiellen Fettsäuren und die Aufnahme fettlöslicher Vitamine.

8. Optional: Milchprodukte (0-250 g Milch bzw. Joghurt oder 0-50g Käse pro Tag)

Proteinlieferant sowie Träger von Vitaminen (B2 & B12) & Kalzium

9. Optional: Eier (0-2 Stück pro Woche)

Proteinlieferant sowie Träger von Vitaminen (A, D & B12) & Eisen

10. Optional: Snacks, Alkohol und Süßigkeiten (falls gewünscht, in Maßen)

Diese Nahrungsmittel sind für eine gesunde Ernährung nicht notwendig, können jedoch durchaus in Maßen genossen werden.

3.3 Wissenschaftliche Datenlage zum Vergleich vegetarischer Ernährungsweise und Mischkost im Sport

Das Risiko, an den klassischen Zivilisationskrankheiten wie Adipositas, Hypertonie, Schlaganfall oder Herzinfarkt zu erkranken, kann sich durch einen hohen Anteil an Obst und Gemüse, dazu eine geringe Zufuhr gesättigter Fettsäuren und das Vermeiden von verarbeitetem Fleisch gesenkt werden. Dies belegen die Auswertungen zahlreicher großer Kohortenstudien wie die Adventist Mortality Study, 1960-1986, USA, die Adventist Health Study 1976-1988, USA, die Adventist Health Study 2, 2002-heute, USA, die Vegetarierstudie des Deutschen Krebsforschungszentrums, 1978-1999, Deutschland, die Oxford Vegetarian Study, 1980-2000, Großbritannien und die EPIC-Oxford Study, 1993-heute, Großbritannien (VEBUc, 2016).

Ist die Auswahl der zugeführten Lebensmittel ungünstig und/oder die Verteilung der Nährstoffe nicht optimal, kann dies möglicherweise sowohl bei vegetarischer Ernährung als auch bei Mischkost Gefahren für potentielle Erkrankungen erhöhen (Theobald, S., 2014, S. 20). Viele der großen Studien über Vegetarier sind Beobachtungen vom Zusammenhang der Ernährungsweise und dem Risiko verschiedener Erkrankungen der Teilnehmer, sowie deren Sterblichkeit. Häufig sind die Teilnehmer der Studien durch deren insgesamt gesünderen Lebensstil nicht unbedingt vergleichbar mit Durchschnittsbevölkerung. Dies zeigte sich auch in der Vegetarierstudie des Deutschen Krebsforschungszentrums in Heidelberg in der Zeit von 1978 bis 1999 zeigte. Rund 1900 gesundheitsbewusste Menschen, davon waren circa 1200 Vegetarier, bewegten sich in ihrer Freizeit mehr, rauchten nicht und tranken nur selten Alkohol. Signifikante Ergebnisse waren auch hier eine geringere Sterblichkeit und das niedrigere Risiko von Herz-Kreislauferkrankungen (Chang-Claude, J. et al., 2005, S. 963). Seit 1993 findet die E-PIC-Studie, einer der weltweit größten epidemiologischen Studien mit über einer halben Millionen Teilnehmern aus 10 europäischen Ländern statt.

Studien über sich vegetarisch ernährende Sportler sind meist auf einzelne Sportarten oder gar Leistungssport ausgelegt, sodass für den Gesundheitssportler, welcher einen unwesentlichen Mehrbedarf an Nährstoffen aufweist (Biesalski, H.K, Bischoff, S.C. & Puchstein, C., 2010, S. 268), nur bedingt Schlüsse auf dessen Ernährungsverhalten gezogen werden können.

3.3.1 Vorteile einer vegetarischen Ernährungsweise

Mögliche Vorteile einer Ernährung auf pflanzlicher Basis sind das präventive Potential im Hinblick auf Volkskrankheiten wie das metabolische Syndrom, Adipositas, Diabetes mellitus oder Herz-Kreislauferkrankungen wie Hypertonie, Herzinfarkt oder Schlaganfall (Theobald, S., 2014, S. 20). Indizien (wie eine erhöhte Lebenserwartung (Orlich & Fraser, 2014, S. 353)) für die Möglichkeit einer vegetarischen Ernährung in der Verbindung mit sportlicher Aktivität zeigen die meisten der großen Studien, da der Lebensstil vieler Teilnehmer nicht nur durch deren gesundheitsbewusste Ernährung, sondern auch durch ein Mehr an Bewegung gekennzeichnet ist (Chang-Claude, J. et al, 2005, Orlich & Fraser, 2014, Appleby, P. et al, 1999).

3.3.2 Nachteile einer vegetarischen Ernährungsweise

Die Möglichkeit einer Unterversorgung mit essentiellen Nährstoffen bleibt in der vegetarischen Ernährung weiter ein Thema. Bei bewusster, variantenreicher Lebensmittelauswahl ist die Gefahr eines solchen Mangels bedeutend geringer. Lakto- (Ovo-) Vegetarier sind daher nicht öfter als die Durchschnittsbevölkerung betroffen. Oftmals ist die

Zufuhr sogar günstiger als die der Nichtvegetarier (Draper et al., 1993; zitiert nach Leitzmann & Keller, 2010, S. 200).

4 Methodik

Dieser Arbeit liegt die Methode einer selektiven Literaturrecherche zugrunde (Ressing et al., 2009, S. 457). Um eine Übersicht über eine breite Masse des Themas zu erhalten wurde ein narratives Review als optimale Methode zum Einholen von Informationen zum Thema „Vegetarische Ernährung im Sport" erachtet. Die gesammelten Informationen wurden zuerst bearbeitet und nach kritischer Beurteilung in dieser Arbeit komprimiert dargestellt.

Besonderes Augenmerk wurde hierbei auf die Ergebnisse der gefundenen Literaturquellen in Hinsicht auf die Erstellung einer Informationsbroschüre zur bedarfsgerechten Nährstoffversorgung für Gesundheitssportler gelegt.

4.1 Darstellung der Suchmaschinen und Suchwörter

Um in der Orientierungsphase relevante Daten zu erlangen wurden folgende Möglichkeiten der Literaturrecherche vorgenommen:

- Internet
    - Suchmaschine: Google (Scholar)
    - Wissenschaftliche Datenbank: Pubmed
    - Online-Bibliotheken: Springer & Thieme

- Präsenzbibliothek
    - o Möglichkeit der Leihe von Büchern
    - o Möglichkeit des Kaufes von Büchern

Nachgelistete Suchwörter waren bei der Recherche ausschlaggebend:

- o Vegetarismus im Sport
- o Vegetarische Ernährung im Sport
- o Gesundheitssport und Vegetarismus
- o Vegetarische Ernährung Mangel
- o Nährstoffbedarf Vegetarier
- o Vorteile Vegetarismus und Sport
- o Nachteile Vegetarismus und Sport

Nach der Auswertung der ersten Informationen fiel die Wahl für die Vertiefungsphase (besonders zur Erstellung der Broschüre) auf Literaturquellen meist aus Publikationen in Form von Büchern, die in der Deutschen Nationalbibliothek gelistet sind. Kriterien bei der subjektiven Auswahl der Literatur waren besonders die Aktualität der Daten und das Überschneiden mit dem Ziel der wissenschaftlichen Arbeit.

4.2 Erstellung der Informationsbroschüre

Alle relevanten Ergebnisse für eine nährstoffbedarfsdeckende Ernährung im Gesundheitssport wurden zu informativen Texten zusammengefasst. Diese wurden in Kooperation mit einem Grafiker zu einer Informationsbroschüre sinnvoll zusammengestellt. Dieser nutzte zur Formatierung der Broschüre das Programm Indesign.

Ein handliches quadratisches Format in den Maßen 210x210mm wurde für die Broschüre als optimale Größe angesehen.

Es wurde die Schriftart Arial genutzt und den verschiedenen Ebenen angepasst:

- Fließtext: Arial 10Pt
- Headline: Arial 24Pt
- Tabellen: Arial Narrow 9Pt.

Das Farbklima ist in der Broschüre in einem Fächer aneinander angepasster Grüntöne gehalten. Es ist ansprechend, lockt mit frischem Flair und wird vom Leser direkt mit Gesundheit in Zusammenhang gebracht.

Die Bilder wurden zum einen aus der Bilderdatenbank fotolia by Adobe, zum anderen aus eigenem Fotomaterial bezogen und auf das gewünschte Format geändert. Die Auswahl der Bilder wurde aufgrund des optischen Anspruches für Jedermann, aber auch für bereits sportbegeisterte Menschen gewählt. Alle Tabellen wurden leicht Nachvollziehbar dargestellt und verhelfen zum schnellen Verständnis.

Da die Broschüre nicht nur bereits praktizierende Vegetarier ansprechen soll, sind die Möglichkeiten der Auslage vielfältig:

- Sport- und Gesundheitszentren,
- Fitnessstudios,
- Sportvereine,
- Wartezimmer von Ärzten (Allgemein-, Ernährungs- und Sportmediziner usw.),
- Reformhäuser,
- und Bio- oder Supermärkte.

Diese Orte sind eine gute Lobby, um über das gesundheitsfördernde Potential einer vegetarischen Ernährung aufzuklären. Außerdem soll es Kritikern die Angst und das vorurteilige Denken über den grundsätzlich mangelernährten Vegetariers nehmen.

5 Ergebnisse

5.1 Darstellung der recherchierten Ergebnisse

Alle großen Studien über Vegetarier beschäftigen sich unter anderem mit der Sterblichkeit der Probanden und deren Risiko für Krankheiten. Die Resultate waren häufig übereintreffend. Die signifikantesten Ergebnisse sind die herabgesetzte Sterblichkeit, besonders bei Männern, und ein verringertes Risiko für Herz-Kreislauferkrankungen, wie bei Chang-Claude, 2005. Nicht nur die Ernährungsweise, sondern auch die körperliche Aktivität korrelierte in Hinsicht auf das Risiko von Krankheiten in diversen Studien.

Tab. 7: Vegetarierstudie des Deutschen Krebsforschungszentrum Heidelberg, 2005

Vegetarierstudie des Deutschen Krebsforschungszentrum Heidelberg	
Angaben der Studie	Lifestyle Determinants and Mortality in German Vegetarians and Health-Conscious Persons: Results of a 21-Year Follow-up Chang-Claude, J., Hermann, S., Eilbler, U., Steindorf, K. Deutsches Krebsforschungszentrum, Heidelberg, 2005. Result of Cohortenstudy
Intervention	Die Cohortenstudie in der Zeit von 1978 bis 1999 beobachtete 1904 Teilnehmer, unterteilt in drei Gruppen: Veganer (n=60), Lakto-(Ovo-) Vegetarier (n=1165) und Nichtvegetarier mit nur gelegentlichen, geringem Konsum von Fisch oder Fleisch (n=679). Ziel war es die sich gesundheitsbewusst Ernährenden auf mögliche Krankheiten und deren Sterblichkeit zu untersuchen.
Ergebnisse	Am Ende der Studie (1999) waren 535 (28%) der Teilnehmer verstorben, was eine deutliche Sterblichkeit unterhalb der durchschnittsdeutschen aufzeigt. Bei den Männern ist die Mortalität um fast die Hälfte, bei den Frauen um rund ein Drittel reduziert. Das Risiko durch eine Herz-Kreislauferkrankung zu sterben war besonders erniedrigt. Ebenso das Risiko an Krebs, Atemwegs- oder Magen- und Darmerkrankungen zu sterben war verringert. Als Vegetarier an einer koronaren Herzerkrankung zu sterben ist tendenziell niedriger, was sich mit der Vermutung deckt, dass der Konsum tierischer Lebensmittel genau diese Erkrankung begünstigt. Innerhalb der Gruppen stellte sich kein statistisch signifikantes Ergebnis allein in Hinsicht auf die Fleischabstinenz ein. Die höchste Mortalitätsrate zeigte sich bei den Rauchern. Alkoholkonsum (regelmäßig) steigerte besonders das Risiko an Krebs zu sterben, wohingegen die Sterblichkeit bei Übergewicht meist mit Herz-Kreislauf-Erkrankungen in Zusammenhang gebracht werden konnte. Vorbeugung durch mäßige bis hohe körperliche Aktivität ließ sich bei Vegetariern und Nichtvegetariern gleichermaßen im Hinblick auf alle Todesursachen schließen (Chang-Claude, J., 2005, S.963ff).

Tab. 8: Studie Vegetarian diets in the AHS2 (Orlich & Fraser, 2014)

Adventist Health Study 2	
Angaben der Studie	Vegetarian diets in the Adventist Health Study 2: a review of initial published findings

Adventist Health Study 2	
	Orlich, M.J., Fraser, G. E. American Society of Nutrition, 2014. Review of Cohortenstudy
Intervention	Ziel der Cohortenstudie mit 96000 Teilnehmern, davon 27% dunkelhäutig, war es, den Gesundheitsstand, bedingt durch deren verschiedene vegetarische Ernährungsweisen, zu ermitteln. Dafür wurden die Teilnehmer in 5 Gruppen eingeteilt: Veganer (7,7%), Lakto-(Ovo-) Vegetarier (29,2%), Pesco-Vegetarier (9,9%), Flexitarier (5,4%) und Nichtvegetarier (47,7%). Im Zeitraum zwischen 2002 und 2007 wurden verschiedene Parameter des Gesundheitsstandes erhoben und in Hinsicht auf Erkrankungen (Metabolisches Syndrom, Adipositas, Diabetes mellitus, Krebs, Hypertonie, Osteoporose und Sterblichkeit) bewertet (Orlich, M. & Fraser, G, 2014, S.353).
Ergebnisse	In allen Krankheitsbildern haben die Nichtvegetarier prozentual häufiger schlecht abgeschnitten als die Vegetarier. Besonders beim BMI machte sich dies bemerkbar: So wiesen Veganer einen BMI von 23,4, Lakoto-(Ovo-) Vegetarier 25,7, Pescovegetarier 26,3, Flexitarier 27,3 und Nichtvegetarier 28,8 auf. Der erhöhte BMI bei den Nichtvegetariern hing auch mit der Erhöhung von Blutfettwerten zusammen. Außerdem hatten die Mischköstler die höchste Anzahl der an Diabetes mellitus und Hypertonie Erkrankten, welches außerdem das Risiko erhöht, an einem metabolischen Syndrom zu erkranken (Orlich & Fraser, 2014, S.355). Da in der Studie Daten wie Rauchen, Alkoholkonsum und Bewegung eine Rolle spielten, kann nicht auf die Ernährung allein der Rückschluss auf eine gesundheitsfördernde Wirkung gezogen werden. Viele der Vegetarier rauchten nicht oder tranken nur selten oder nie Alkohol, sie bewegten sich im Vergleich zu den Nichtvegetariern außerdem mehr (Orlich & Fraser, 2014 S.355). Bei der Sterblichkeit der Vegetarier kam es zu einem signifikanten Ergebnis. So lag die Sterberate der vegetarischen Männer 18% unter der der männlichen Nichtvegetarier. Bei vegetarischen Frauen hingegen nur um 7% unter der der Fleischessenden. Nicht signifikant war hingegen die Krebsrate, die bei den Vegetariern um 8% niedriger lag (Orlich & Fraser, 2014, S. 356).

Tab. 9: EPIC-Oxford Mortality Rates

EPIC-Oxford Mortality Rates	
Angaben der Studie	Mortality in vegetarians and comparable nonvegetarians in the United Kingdom. Appleby, P. N., Crowe, F. L., Bradbury, K.E., Travis, R.C., Key, T.J.

EPIC-Oxford Mortality Rates	
	, 2016 American Journal of Clinical Nutrition Comparative Study
Intervention	Ziel war es, die Sterblichkeitsrate und das Vorkommen von chronischen Erkrankungen, von Vegetariern und im Vergleich zu Nichtvegetariern in Großbritannien aufzuzeigen. Die Studie analysierte die Daten von 60310 Personen aus zwei anderen Studien. Diese wurden in Gruppen eingeteilt: regelmäßige Fleischesser (mehr als 5x wtl.): 18431, Flexitarier: 13039, Pescetarier: 8516, Vegetarier: 20324, Veganer: 2228. Die Mortalität wurde mit den 18 häufigsten Todesursachen durch die Methode der Cox-Regression analysiert (Appleby, et al., 2016, S. 218).
Ergebnisse	5294 Personen starben vor dem 90 Lebensjahr. Vergleicht man alle Todesursachen, ist insgesamt kein signifikantes Ergebnis zwischen den verschiedenen Gruppen zu verzeichnen. Es zeigten sich allerdings signifikante Risiken zur Mortalität: • Fleischesser starben eher an Herz-Kreislauferkrankungen • Fischesser hatten die geringste Anzahl an Krebstoten • Vegetarier und Flexitarier: Geringste Zahl des Todes durch Bauchspeicheldrüsenkrebs • Vegetarier: geringste Anzahl der Toten durch Krebserkrankungen des Lymphsystems und der Leber • Flexitarier hatten die geringste Zahl der durch Atemwegserkrankungen Gestorbenen • Flexitarier: Geringste Zahl der Toten bei allen weiteren Erkrankungen Der BMI war bei allen Gruppen vergleichbar. Zusammenfassend konnte man sagen, das Vegetarier und Nichtvegetarier in Großbritannien eine vergleichbare Mortalität haben (Appleby, et al., 2016, S. 218ff).

5.2 Darstellung der Informationsbroschüre

Auf den folgenden Seiten ist das Ergebnis der Recherchen in Form einer Informationsbroschüre ansprechend dargestellt.

6 Diskussion

Die Fragestellung nach einer nährstoffbedarfsgerechten Ernährung durch vegetarische Kost im Gesundheitssport stand im Fokus dieser Arbeit. Hinsichtlich der unterschiedlichen Formen des Vegetarismus ist diese nicht allein durch ein einfaches „Ja" oder „Nein" zu beantworten. Die Empfehlungen der Nährstoffzufuhr korrelieren eng mit denen der Nahrungsenergiezufuhr (Leitzmann & Keller, 2010, S. 186) und benötigen damit eine individuelle Betrachtung des Einzelnen Sportlers und deren Ernährungsgewohnheiten (vgl. Konopka, 2015, S. 21).

6.1 Makronährstoffe

Kohlenhydrate, Fette und Proteine sind die Hauptnährstoffe in der täglichen Ernährung. Kohlenhydrate und Fette sind in erster Linie Energielieferanten oder -speicher und sollten daher den Hauptteil der Energiezufuhr ausmachen (DGE, 2016a). Proteine hingegen sollten nicht als Energielieferanten genutzt werden, sondern durch bedachte Auswahl proteinreicher Lebensmittel ausreichend zugeführt werden. Auch die sinnvolle Kombination verschiedener Nahrungsmittel sollte zur Optimierung der Bioverfügbarkeit bedacht werden. In der vegetarischen Ernährung machen Lebensmittel, die sowohl kohlenhydrat- als auch proteinreich sind, die Hauptenergiequellen aus. Beispiele hierfür sind Vollkorngetreide und Hülsenfrüchte oder bei Lakto-(Ovo-) Vegetariern Milch und Milchprodukte. Besonders sinnvoll ist dies im Sport, da nach dem Training sowohl die Kohlenhydratspeicher geleert, als auch wichtige Aminosäuren benötigt werden (Konopka, 2015, S 31). Fette werden zumeist durch pflanzliche Öle, Nüsse und Samen verzehrt und haben durch ihr hohes Maß an ungesättigten Fettsäuren ein gesundheitsförderndes Potential. Ein gutes Nährstoffverhältnis lässt sich durch die bewusste Zusammensetzung der Nährstoffe bei Vegetariern erklären.

Häufig leben Vegetarier nicht nur in Hinsicht auf ihr Ernährungsverhalten gesünder, sondern achten auch in anderen Lebensbereichen mehr auf ihre Gesundheit, wie die

Adventist Health Study 2, 2014, verdeutlicht. Oft ist allerdings nicht das gesunde Ernährungsverhalten allein der Grund für die zahlreichen gesundheitlich bedeutsamen Ergebnisse. Chang- Claude, 2005, Orlich & Fraser, 2014, berichten über die höchste Vorbeugung von Zivilisationskrankheiten durch sportliche Aktivität. Das Nichtrauchen und nur geringer Alkoholkonsum waren weitere Faktoren, durch die die Teilnehmer Vorteile zogen. Deshalb sollten diese Ergebnisse kritisch betrachtet werden und die prophylaktischen Eigenschaften des Vegetarismus nicht nur auf das Ernährungsverhalten bezogen werden. Vielmehr stellt der Vegetarismus eine Lebenseinstellung rund um den Verzicht Produkte tierischer Herkunft dar. Außerdem ist das Verhalten in diversen anderen Lebensbereichen bewusster zu erachten (Leitzmann, .2009, S.14).

6.2 Mikronährstoffe

Sich pflanzlich Ernährende genießen eine höhere tägliche Zufuhr von Vitaminen, Mineralstoffen, Spurenelementen, Antioxidantien und sekundären Pflanzenstoffen als die meisten mit einer herkömmlichen Ernährung. Dies lässt sich auf den Verzehr von vielen Vollkornprodukten, Obst und Gemüse zurückführen, welche reich an Nährstoffen sind. Einige Vitamine kommen jedoch nur in tierischen Lebensmitteln vor, die von Veganern gänzlich gemieden werden. Durch das einschließen von Eiern, Milch und Milchprodukten in die Ernährung, haben Lakto-(Ovo-) Vegetarier eine gute Chance auf eine ausreichende Zufuhr dieser Vitamine oder Mineralstoffe. Vitamin B12 (Cobalamin) ist einer dieser Stoffe und elementar für den Organismus. Für Veganer ist es empfehlenswert frühzeitig eine Supplementierung mit Vitamin B12-Präparaten vorzunehmen um Spätfolgen zu vermeiden. Besonders wichtig ist dies in der Schwangerschaft und Stillzeit. Ebenso sieht es bei Eisen aus, hier ist durch die verschiedenen Blutwerte, die auf einen Mangel an Eisen hinweisen, besonderes Augenmerk zu nehmen. Gerade im Sport ist durch die Funktion des Eisens, der Sauerstoffübertragung im Blut, ein Mangel fatal und kann zu Leistungsabfall, Abgeschlagenheit und weiteren körperlichen Symptomen führen. Hier empfiehlt sich, bei gesichertem Mangel, eine vorübergehende Supplementierung mit Eisenpräparaten (Robinson, Y., 2010, S. 141).

Studien oder Untersuchungen mit Gegenüberstellungen von Vegetariern und Nichtvegetariern speziell im Gesundheitssport gibt es bisher noch keine. Jedoch lässt sich aus einigen Ergebnissen ein gewisses Maß an sportlichem Interesse vieler Teilnehmer der Vegetarierstudien ableiten. Handlungsbedarf besteht also zur Forschung in Langzeitstudien mit vegetarischen Sportlern, deren eigene sportliche Leistung von geringer Bedeutung ist.

Allgemeine gesundheitliche Vorteile durch vegetarische Ernährung ließen sich bereits durch die meisten der gefundenen Studien ziehen.

Grundsätzlich lässt sich allerdings sagen, dass durch eine variantenreiche, ausgewogene und sinnvoll zusammengesetzte Nahrungsmittelauswahl eine Nährstoffbedarfsdeckung auch durch fleischfreie Kost zu erreichen ist. Vor allem Leitzmann & Keller, 2010, zeigen auf, dass es auch als Sportler möglich ist, sich fleischfrei zu ernähren. Bei rein pflanzlicher Ernährung sieht dies bei einigen Nährstoffen (Vitamin B12) ein wenig anders aus, weswegen diese mit Supplementen ergänzt werden sollten (Leitzmann & Keller, 2010, S. 251).

Die dargestellten Studien, Appleby et al, 2016, Chan-Claude et al., 2005 und Orlich & Fraser, 2014 zeigen durch signifikanten Ergebnisse, dass eine Prävention durch eine vegetarische Ernährung möglich ist. Insbesondere Erkrankungen des Herz-Kreislaufsystems, welche die häufigste Sterbeursache in Deutschland darstellt, sind durch eine ausgewogene Ernährung mit viel Obst und Gemüse vorzubeugen (Appleby et al., 2016, S.118ff).

Da in den in Kapitel 5.1 dargestellten Studien auf Sport nur als positiver Nebeneffekt eines gesundheitsbewussten Lebensstils eingegangen worden ist, könnten breit gefächerte Studien mit vegetarischen Sportlern ein weiteres Forschungsgebiet aufzeigen.

7 Zusammenfassung

Die vorliegende Bachelor-Thesis befasst sich mit der bedarfsgerechten Nährstoffzufuhr bei vegetarischer Ernährung im Gesundheitssport. Die Frage der Abdeckung aller essentiellen Nährstoffe, durch das Weglassen von Fleisch und Fisch oder sogar einer rein pflanzlichen Ernährung, steht im Mittelpunkt der Arbeit und klärt über mögliche Vorteile und Risiken auf.

Ziel der Thesis ist es, eine Informationsbroschüre für Gesundheitssportler zu erstellen. Durch eine selektive Literaturrecherche mit Hilfe von Studien, Büchern und weiterer wissenschaftlicher Publikationen wurden zuerst aktuelle Erkenntnisse vegetarischer Ernährung im Gesundheitssport recherchiert. Die Vorstellung der verschiedenen Formen des Vegetarismus und deren Beweggründe wurden zusammengefasst. Eine kurze Einführung in den Energiebedarf, die Berechnung von Grund- und Leistungsumsatz und die Klärung rund um eine fundierte Definition des Gesundheitssportlers wurden erfasst.

Funktionen und Vorkommen von Makro- und Mikronährstoffen wurden vorgestellt und eventuell kritische Nährstoffe detailliert beschrieben. Gesondert Bezug ist auf das Fehlen von Vitamin B12 in pflanzlichen Lebensmitteln, genauso wie auf Eisen genommen worden. Durch eine Ernährungspyramide für Vegetarier wurde die praktische Umsetzung des Vegetarismus detailliert und mit wissenschaftlich belegten Empfehlungen aufgezeigt.

Die wissenschaftliche Datenlage mit Vor- und Nachteilen der vegetarischen Ernährung wurden mithilfe von Studien dargestellt und kritisch beurteilt.

Ein weiterer Ergebnisteil ist die die Darstellung der Informationsbroschüre.

Suchbegriffe, Suchmaschinen und weitere Angaben zur Methodik einer selektiven Literaturrecherche wurden zusammengefasst.

Zusammenfassend ist zu erwähnen, dass es möglich ist, sich als Gesundheitssportler nährstoffbedarfsgerecht vegetarisch zu ernähren.

8 Literaturverzeichnis

ARD/ZDF-Medienkomission (2016). *Onlinestudien.* Zugriff am 28.07.16 Verfügbar unter http://www.ard-zdf-onlinestudie.de/index.php?id=535

Appleby, P. N., Crow, F.L., Bradbury, K.E., Travis, R.C., Key, T.J. (2016). Mortality in vegetarians and comparable nonvegetarians in the United Kingdom. *American Journal of Clinical Nutrition. 103* (1), 218-230.

Appleby, P. N., Thorogood, M., Mann, J. I., Key, T.J. (1999). The Oxford Vegetarian Study: an overview. *American Journal of Clinical Nutrition, 70* (3), 525-531.

Bollhöfer, M. (2012a). Vegetarismus (Teil 1). Bedeutung, Formen und ernährungsphysiologische Beurteilung. *Ernährungs Umschau, 3*, B9 – B12.

Bollhöfer, M. (2012b). Vegetarismus (Teil 2). Bedeutung, Formen und ernährungsphysiologische Beurteilung. *Ernährungs Umschau, 3*, B9 – B12.

Biesalski, H.K., Bischoff, S.C., Puchstein, C. (2010), *Ernährungsmedizin.* (4., vollständig überarbeitete und erweiterte Aufl.) Stuttgart: Georg Thieme Verlag KG.

Chan-Claude, J., Hermann, S., Eibler, U., Steindorf, K. (2005). Lifestyle Determinants and Mortality in German Vegetarians and Health-Conscious Persons: Results of a 21-Year Follow-up. *Cancer Epidemiology, Biomarkers & Prevention. 14* (4). 963-968.

Deutsche Gesellschaft für Ernährung e. V. (Hrsg.). (2015a). Ausgewählte Fragen und Antworten zur Energiezufuhr. Bonn: Hrsg.

Deutsche Gesellschaft für Ernährung e. V.(Hrsg.). (2011b). Richtwerte für die Energiezufuhr aus Kohlenhydraten und Fett. Bonn: DGE.

Deutsche Gesellschaft für Ernährung e. V. (DGE), Österreichische Gesellschaft für Ernährung (ÖGE), Schweizerische Gesellschaft für Ernährungsforschung (SGE), Schweizerische Vereinigung für Ernährung (SVE) (2008). Referenzwerte für die Nährstoffzufuhr. (3 korr. Nachdruck). Neustadt an der Weinstraße: Neuer Umschau Buchverlag.

Deutscher Olympischer Sportbund (2011). *Strategien für den DOSB und seine Mitgliedsorganisationen.* Frankfurt am Main: Deutscher Olympischer Sportbund.

Elmadfa I. & Leitzmann, C. (2004). *Ernährung des Menschen.* (4. Aufl.). Stuttgart: Eugen Ulmer GmbH & Co.

Friedrich-Schiller-Universität (2007). *Ergebnisse der Vegetarierstudie.* Zugriff am 04.11.2013. Verfügbar unter http://www.vegetarierstudie.uni-jena.de

Friedrich, W. (2012). *Optimale Sporternährung. Grundlagen für Leistung und Fitness im Sport.* (3., erweiterte Auflage). Balingen: Spitta Verlag GmbH & Co. KG.

Fuhrmann, J. & Ferreri, D. M. (2010). Fueling the vegetarian (vegan) athlete. *Current Sports Medicine Reports, 9* (4), 233 – 241.

Gruber, M. (2013). *Die Zukunft is(s)t vegetarisch: Der Wandel einer fleischdominierten Esskultur zu einer vegetarischen Ernährungsweise.* (1. Aufl.). Hamburg: Diplomica Verlag GmbH.

Keller, M. (2012). Das präventive und therapeutische Potenzial vegetarischer und veganer Ernährung. *Zeitschrift für Komplementärmedizin, 5* (05), S. 47-51.

Konopka, P. (2015), *Sporternährung. Grundlagen, Ernährungsstrategien, Leistungsförderung.* (16. Auflage). München: BLV Buchverlag GmbH & Co. KG.

Lamprecht. M. (2010). Oxidativer Stress und Antioxidantien beim sportlichen Training. *Journal für Ernährungsmedizin, 12* (3), 6-12.

Leitzmann, C. (2007), *Vegetarismus: Grundlagen, Vorteile, Risiken* (2. Aktualisierte Aufl.). Nördlingen: C.H. Beck.

Leitzmann, C. (2010), *Vegetarische Ernährung* (2. Aufl.). Stuttgart: Eugen Ulmer KG.

Leitzmann, C. & Keller, M. (2009). *Vegetarische Ernährung* (3. Aufl.). Stuttgart: Eugen Ulmer KG.

Leitzmann, C., Stange, R. (2010), *Ernährung und Fasten als Therapie.* Heidelberg: Springer.

Löser, C. (2010). *Unter- und Mangelernährung: Klinik – moderne Therapiestrategien – Budgetrelevanz.* Stuttgart: Georg Thieme Verlag KG.

Luck, J. (2009). *Studie zum Ernährungswissen und Ernährungsverhalten von Marathonläufern im Breitensport hinsichtlich ausgewählter Lebensmittelgruppen.* Bachelor-Thesis. Hochschule für Angewandte Wissenschaften Hamburg. Hamburg.

Merriam-Webster (2016) *Vegetarian.* Zugriff: 09.09.2016 18:36 Uhr. Verfügbar unter http://www.merriam-webster.com/dictionary/vegetarianism

Mettler, S. (2004). Ferrum – ein Mineralstoff im Sport. *Schweizerische Zeitschrift für Sportmedizin und Sporttraumatologie. 52* (3). 105-114.

Orlich, M. J., Fraser G. E. (2014). Vegetarian diets in the Adventist Health Study 2: a review of initial published findings. *American Journal of Clinical Nutrition, 100,* 353-358.

Ressing, M., Blettner, M., Klug, S. J. (2009). Systematische Übersichtsarbeiten und Metaanalysen. *Deutsches Ärzteblatt, 106* (27), 456-463.

Robinson, Y., Cristncho, E., Böning D. (2010). Die Hypoferritinämie des Sportlers ist kein sicheres Indiz für Eisenmangel. *Deutsche Zeitschrift für Sportmedizin. 61* (6). 141-145.

Sabaté, J. (2001). *Vegetarian Nutrition.* Boka Raton: CRC Press.

Theobald, S., (2014) Vegetarische und vegane Ernährung – potentielle Risiken. *Schweizer Schrift für Ernährungsmedizin, 5,* 20-26.

Vegetarierbund Deutschland e. V. (VEBUa) (Hrsg.). (2016). *Gesundheit.* Zugriff am 14.07.16. Verfügbar unter https://vebu.de/veggie-fakten/entwicklung-in-zahlen/anzahl-veganer-und-vegetarier-in-deutschland/

Vegetarierbund Deutschland e.V. (VEBUb) (Hrsg.). (2016). *Ernährungspyramide.* Zugriff am 20.10.16.Verfügbar unter https://vebu.de/fitness-gesundheit/ernaehrungspyramide/vegetarische-ernaehrungspyramide/

Vegetarierbund Deutschland e.V. (VEBUc) (Hrsg.). (2016). *Studien zur vegan-vegetarischen Ernährungsweise.* Zugriff am 20.10.16. Verfügbar unter https://vebu.de/fitness-gesundheit/studien/

Wechsel, F. (2001). Ernährungstendenzen im Gesundheitssport. *Deutsche Zeitschrift für Sportmedizin. 52* (2), 78-79.

Weiland, S. K., Rapp, K., Klenk, J., Keil, U. (2006). Zunahme der Lebenserwartung: Größenordnung, Determinanten und Perspektiven. *Deutsches Ärzteblatt. 103* (16). 1072-1077.

Windler, E., Zyriax, B.-Chr., Beil, F.U., Greten, H. (2004). *Primärprävention von Herz-Kreislauf-Erkrankungen. Ein Stiefkind der Inneren Medizin. Der Internist. 45* (2). 173-181.

9 Abbildungs-, Tabellen-, Abkürzungsverzeichnis

9.1 Abbildungsverzeichnis

9.2 Tabellenverzeichnis

9.3 Abkürzungsverzeichnis

DGE   Deutsche Gesellschaft für Ernährung e. V.

VEBU   Vegetarierbund Deutschland e.V.

BEI GRIN MACHT SICH IHR WISSEN BEZAHLT

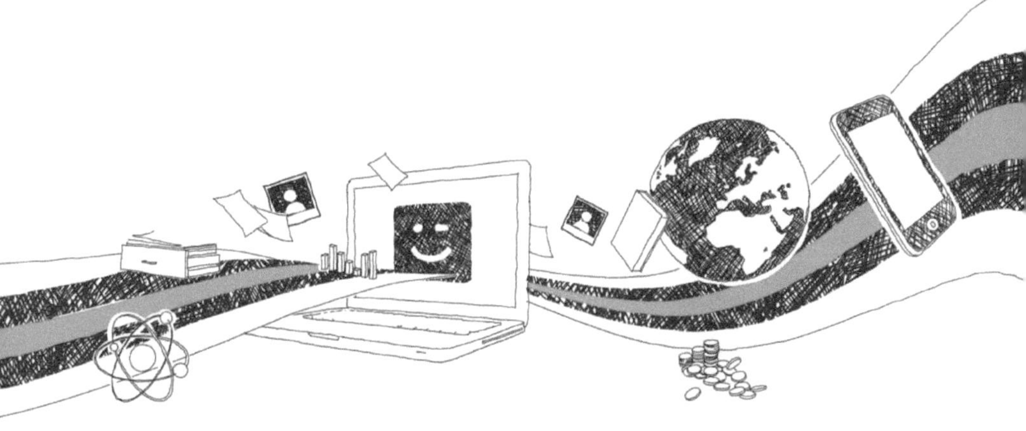

- Wir veröffentlichen Ihre Hausarbeit, Bachelor- und Masterarbeit

- Ihr eigenes eBook und Buch - weltweit in allen wichtigen Shops

- Verdienen Sie an jedem Verkauf

Jetzt bei www.GRIN.com hochladen und kostenlos publizieren

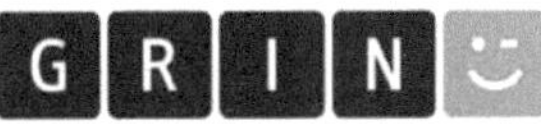